Superare la broncopneumopatia cronica ostruttiva (BPCO)

Una guida completa alla gestione e al trattamento per trasformare la tua relazione con la dispnea

Dr Micheal Wilson

Disclaimer

Le informazioni contenute in questo libro sono solo a scopo didattico e non devono essere considerate sostitutive della consulenza medica professionale. Consultare un operatore sanitario prima di implementare qualsiasi raccomandazione. L'autore e l'editore non sono responsabili per eventuali azioni intraprese sulla base delle informazioni fornite. I risultati individuali possono variare.

Basandomi sulla mia esperienza pluriennale come professionista sanitario in medicina respiratoria, ho assistito in prima persona all'impatto della BPCO sulla vita dei pazienti. In "Superare la BPCO", attingo alla mia competenza medica e alla mia esperienza clinica per fornire approfondimenti basati sull'evidenza e consigli pratici per la gestione di questa condizione cronica. Il mio obiettivo è fornire agli individui affetti da BPCO e ai loro caregiver conoscenze e strategie per ottimizzare la loro salute respiratoria e migliorare la qualità generale della vita.

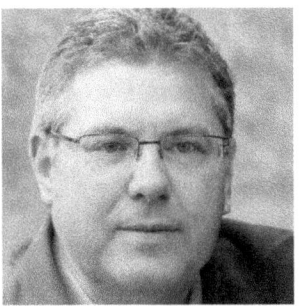

Dr Micheal Wilson

Contenuto

Introduzione

Anche se colpisce più di 30 milioni di americani, la broncopneumopatia cronica ostruttiva (BPCO) è ancora spesso fraintesa e ignorata. Lavorando come professionista sanitario per molti anni, ho visto in prima persona gli effetti devastanti della broncopneumopatia cronica ostruttiva (BPCO) e la straordinaria forza dello spirito umano di fronte alle avversità.

Non dimenticherò mai il giorno in cui Catherine, 63 anni, entrò zoppicando nella mia clinica, con il suo corpo tremante ingobbito mentre si appoggiava pesantemente sulla bombola di ossigeno e frugava nella borsetta alla ricerca di un inalatore di salvataggio per calmare la sua tosse violenta e rimbombante. Mi guardò negli occhi ed emise una serie di sussulti frustrati, asmatici e lacrime represse. Com'è possibile, dottore? Non riesco proprio a gestirlo! Ora, indipendentemente dalle mie azioni, gli attacchi si verificano ogni poche ore. Il soffocamento è un mio compagno costante ogni volta che attraverso una stanza. Mi rassicurereste che possiamo fare di più?

Vedere la mia energica nonna afflitta da infiammazioni e accumulo di muco nei suoi polmoni danneggiati mi ha fatto sprofondare il cuore. Anche le piccole delizie diventavano per lei travolgenti. Le presi le mani sottili come carta tra le mie, indicando empatia. A causa degli estesi danni al tessuto polmonare, la prognosi medica non era buona. Eppure, nonostante le scansioni e i PFT, ho avvertito la determinazione a continuare a combattere. Insieme abbiamo ricercato ulteriori farmaci e esercizi di respirazione che potrebbero espandere il funzionamento. L'ho collegata alla riabilitazione polmonare e ai gruppi di sostegno per accelerare il loro sviluppo mentre affrontavo la tristezza per aver rinunciato alle care ambizioni di viaggio ora derubate dal fumo.

Nel corso dell'anno successivo, osservai con stupore come Catherine ridefinisse lentamente la capacità e lo scopo dell'esercizio. Celebrare risultati modesti come dormire tutta la notte senza fare rifornimento e riprendere a frequentare la chiesa è diventata la sua enfasi piuttosto che lamentarsi di imprese fisiche irrecuperabili come correre gare accanto a se stessa. Ha riempito il suo diario del lutto con sogni divertenti invece di stressarsi nel tempo derubato dal brutale soffocamento della BPCO. I tubi dell'ossigeno erano amici che sostenevano la qualità della vita piuttosto che simboli di scarsità di cui non le piaceva aver bisogno. Quando si verificavano delle sfide, mi mandava messaggi invece di catastrofizzarsi in privato su ogni questione che significava una morte inevitabile. Sorprendentemente, i casi di riacutizzazione in ospedale sono diminuiti con lo sviluppo delle capacità di auto-cura. Catherine prosperò emotivamente mentre i suoi polmoni peggioravano lentamente.

Otto anni dopo, quella signora precedentemente abbattuta che temeva di morire a morte si siede di fronte a me sorridendo. Dietro le cannule dell'ossigeno, una nebbia di affanno brevemente accettabile aleggia dopo aver camminato lentamente dalla sala d'attesa. Ma molto più di Per gli spiriti deprimenti, Catherine si diverte a raccontare gli ultimi traguardi raggiunti con gli strumenti di ritmo che le ho dato... la nascita di un nuovo nipotino di cui aiuta a prendersi cura, la narrazione dell'eredità prossima al completamento, l'adesione a reti polmonari online che sostengono la forza reciproca. La progressione della malattia continua, anche se è scomparsa la preoccupazione su ciò che ciò comporta. Catherine sa che, con l'aiuto di lei, cambierà i piani di trattamento e riorienterà le avventure brevi e mirate secondo necessità. La sua gioia e la qualità della sua esistenza conquistata a fatica eclissano il carattere incurabile e restrittivo della BPCO.

Là bugie la distinzione essenziale tra sopravvivere e prosperare.

Le fasi pratiche indicate in questo libro mirano ad aiutare i lettori in questo viaggio di trasformazione: dall'iniziale vacillamento di una diagnosi eccessiva nel tentativo di conciliare la fame d'aria alla padronanza di tattiche e alterazioni mentali che fanno sì che la dispnea perda il suo potere. Armatevi di saggezza per migliorare la capacità polmonare quotidiana nel miglior modo possibile e ritrovare lo scopo. La vita esiste ancora: è piena di connessione, creatività e preoccupazione. Rivendichiamolo insieme, un respiro alla volta!

Capitolo uno

Comprendere la BPCO

Cos'è la BPCO?

La broncopneumopatia cronica ostruttiva, nota come BPCO, è una malattia polmonare progressiva caratterizzata da sintomi respiratori persistenti e limitazione cronica del flusso aereo. I sintomi principali sono mancanza di respiro, tosse e aumento della produzione di muco. La BPCO rende difficile la respirazione a causa della minore entrata e uscita dell'aria dai polmoni a causa del restringimento e dell'infiammazione delle vie aeree e della morte del tessuto polmonare, o enfisema, nel tempo.

Le cause più diffuse della BPCO includono il fumo di sigarette o altri prodotti del tabacco e l'esposizione a lungo termine a sostanze irritanti per i polmoni come l'inquinamento atmosferico, i fumi chimici o la polvere. La BPCO può anche essere ereditaria o correlata a malattie respiratorie. La malattia spesso si sviluppa lentamente nel corso degli anni e spesso peggiora nel tempo se l'esposizione a fattori di rischio continua. Lo screening e l'identificazione precoce della BPCO sono fondamentali per prevenire la rapida progressione dei sintomi implementando adeguati aggiustamenti dello stile di vita.

Ci sono due malattie principali elencate nella BPCO: bronchite cronica ed enfisema. Con la bronchite cronica, i bronchi o le vie aeree si infiammano e creano muco extra che ostruisce i canali. L'enfisema comporta il lento deterioramento del tessuto polmonare, causando la perdita della forma e della capacità delle sacche d'aria alle estremità delle vie aeree di trasmettere efficacemente l'ossigeno. La maggior parte delle persone affette da BPCO presenta una combinazione di bronchite cronica ed enfisema. L'asma può talvolta coesistere con la BPCO, il che potrebbe complicare la diagnosi e gli approcci terapeutici.

Ottenere una diagnosi accurata

La diagnosi della BPCO inizia con l'anamnesi, l'esame fisico, i test respiratori e, in genere, gli studi di imaging per escludere altre probabili ragioni. Gli aspetti chiave del processo diagnostico includono:

Anamnesi: i medici chiedono informazioni su difficoltà respiratorie, tosse, produzione di muco, esposizione a fattori di rischio tra cui il fumo, storia familiare di malattie polmonari, pericoli sul lavoro, malattie respiratorie infantili e condizioni attuali come le malattie cardiache. La durata e lo sviluppo dei sintomi forniscono indizi.

Esame fisico: l'ascolto dei polmoni e del cuore con uno stetoscopio può rivelare un flusso d'aria ridotto attraverso i polmoni o un respiro sibilante che indica un'ostruzione. Il controllo dei segni vitali fornisce ulteriori informazioni.

Test di funzionalità polmonare: il test principale utilizzato è la spirometria, che misura quanto profondamente puoi respirare e quanto velocemente puoi espirare. I risultati che dimostrano un flusso d'aria inadeguato convalidano la diagnosi. Altri test valutano la capacità polmonare e lo scambio di gas per ulteriori informazioni sulla gravità.

Test di imaging: le radiografie del torace rivelano l'enfisema e le scansioni TC forniscono immagini del tessuto polmonare danneggiato. Aiutano a escludere complicazioni o altri problemi polmonari.

Una volta confermata la diagnosi, i medici valutano lo stadio di gravità della BPCO utilizzando i dati spirometrici per le misurazioni del flusso aereo e le linee guida sui sintomi e sulle riacutizzazioni gravi.

Fasi e avanzamento

La BPCO prevede quattro stadi utilizzati per misurare la gravità, guidare gli approcci terapeutici, prevedere la prognosi futura e monitorare la progressione della malattia nel tempo. Comprendere le fasi può aiutare le persone a gestire meglio le fluttuazioni del loro stato di salute. Le fasi sono classificate come:

Stadio 1 - BPCO lieve: negli stadi iniziali, la limitazione del flusso aereo può diventare evidente solo dopo un aumento dello sforzo respiratorio. I sintomi sono spesso moderati a questo punto. Il trattamento precoce e gli aggiustamenti dello stile di vita possono ridurre lo sviluppo della malattia.

Stadio 2 - BPCO moderata: il flusso d'aria in entrata e in uscita dai polmoni è peggiore rispetto allo stadio lieve, la mancanza di respiro e l'affaticamento diventano persistenti, le riacutizzazioni possono richiedere farmaci e la qualità della vita peggiora. L'ossigenoterapia può essere necessaria durante le riacutizzazioni o il sonno.

Stadio 3 - BPCO grave: in questa fase avanzata, i sintomi gravi compromettono le capacità fisiche e influenzano la qualità della vita. Potrebbero verificarsi problemi respiratori durante il riposo. Le riacutizzazioni sono più frequenti e gravi e richiedono il ricovero in ospedale. Probabilmente è necessario ossigeno a lungo termine.

Stadio 4 - BPCO molto grave: questo stadio terminale vede i pazienti estremamente a corto di fiato anche a riposo, con un rischio maggiore di insufficienza respiratoria, sangue anormale gase conseguenze come insufficienza cardiaca o ipertensione polmonare. La qualità della vita ne risente notevolmente. La funzione polmonare è diminuita nonostante il trattamento vigoroso.

Le prospettive per i pazienti con BPCO variano a seconda dello stadio alla diagnosi e dell'accesso a una gestione efficace a lungo termine. Sebbene non sia curabile, il trattamento corretto consente alla maggior parte delle persone di ottenere una buona gestione dei sintomi e di godere di una vita attiva per decenni anche dopo l'esordio. Una maggiore comprensione della progressione della BPCO aiuta i pazienti a gestire le variazioni.

Capitolo due

Cambiamenti nello stile di vita

Migliorare la qualità dell'aria in casa

Modificare il proprio ambiente domestico per fornire la migliore qualità dell'aria interna possibile aiuta i malati di BPCO a respirare più facilmente e a ridurre al minimo l'esposizione a sostanze irritanti presenti nell'aria che possono scatenare riacutizzazioni dei sintomi. I passaggi chiave includono:

Ridurre l'esposizione alla polvere: gli acari e le particelle della polvere peggiorano l'irritazione polmonare. Spolverare/aspirare frequentemente, eliminare disordine/tappeti, lavare settimanalmente la biancheria da letto in acqua calda e utilizzare filtri dell'aria HEPA possono aiutare a ridurre la polvere. I depuratori d'aria portatili che incorporano filtri HEPA sono consigliati per le camere da letto.

Garantire una ventilazione e un'umidità adeguate: l'aria viziata e umida favorisce la crescita di muffe e batteri. Aprire le finestre ogni giorno, usare ventilatori, usare aria condizionata e deumidificatori aiuta la circolazione. Utilizzare gli umidificatori durante la stagione secca per mantenere l'aria umida.

Riduci al minimo i fumi chimici: evita di fumare all'interno delle case e limita l'esposizione ai fumi forti provenienti da prodotti per la pulizia, vernici, spray o candele. Passa ai prodotti detergenti naturali. Utilizzare gli aspiratori del fornello/del bagno quando si cucina/si fa la doccia per eliminare l'umidità.

Prendi in considerazione un monitor della qualità dell'aria: i monitor rilevano diversi livelli di particelle (polvere, fumo, COV) in modo che i pazienti possano vedere dati sull'inquinamento in tempo reale e regolare di conseguenza il flusso/filtro dell'aria per mantenersi al di sotto delle soglie dei sintomi.

Crea ritiri respiratori: crea spazi come una veranda o uno spazio con piante d'appartamento che filtrano l'aria. Ciò offre ai polmoni un riposo dalle aree infiammate. Mantenere i ritiri privi di polvere e ben ventilati.

Nel complesso, un ambiente pulito, ventilato e con umidità controllata garantisce ai pazienti con BPCO di poter svolgere le tipiche attività quotidiane senza un'inutile esposizione a irritanti respiratori. Migliorare la qualità dell'aria domestica previene il peggioramento dell'infiammazione polmonare.

Raccomandazioni su dieta e nutrizione

Seguire una dieta equilibrata e nutriente è fondamentale per i pazienti con BPCO per mantenere le forze, mantenere un peso ideale, sostenere il sistema immunitario e ridurre al minimo l'infiammazione. I principali consigli dietetici includono:

Mangia più frutta e verdura: i prodotti contenenti antiossidanti possono ridurre l'infiammazione. Particolarmente significativi sono le verdure rosse/gialle ricche di carotenoidi e gli agrumi. Spara per almeno cinque porzioni ogni giorno.

Scegli proteine magre: pesce, pollame, legumi, mandorle e latticini a basso contenuto di grassi forniscono nutrimento senza eccessivi grassi saturi. Questi aiutano a mantenere la massa muscolare per consentire la respirazione.

Limitare sale, zucchero e conservanti: evitare cibi confezionati ricchi di questi elementi può evitare ritenzione di liquidi e malnutrizione. Leggi le etichette e aromatizza i cibi con le erbe aromatiche invece del sale.

Rimani idratato: assumere liquidi adeguati, soprattutto durante l'esercizio fisico, mantiene il muco sottile e gestibile. Acqua e tisane alla frutta/erbe sono la scelta ideale.

Affrontare i deficit nutrizionali: integratori come vitamina D, magnesio, omega-3 o frullati proteici possono colmare le lacune tipiche nei pazienti con BPCO inclini a deficit. Chiedi ai medici le opzioni consigliate.

Mantenere un peso sano: il sovrappeso affatica i muscoli respiratori e aumenta l'infiammazione. Perdere anche una piccola quantità di peso può fornire un notevole miglioramento dei sintomi se il BMI è elevato.

L'adozione di buone abitudini alimentari adatte alla salute dei polmoni garantisce che i pazienti ricevano un nutrimento quotidiano adeguato per coadiuvare la terapia della BPCO e ridurre al minimo i problemi. Consultare i dietologi per personalizzare le strategie.

Gestire lo stress e l'ansia

I pazienti con BPCO spesso soffrono di stress e ansia eccessivi legati a restrizioni fisiche, intense riacutizzazioni e incertezza riguardo alla progressione della malattia. Imparare a gestire la salute mentale migliora la qualità della vita. Approcci utili per la riduzione dello stress includono:

Pratica esercizi di rilassamento: tecniche come la respirazione profonda, la meditazione, lo yoga, la visualizzazione guidata o il tai chi calmano le menti turbate. Ciò diminuisce la pressione sanguigna e la frequenza cardiaca legate a problemi respiratori.

Costruire sistemi di supporto emotivo: l'adesione a gruppi di supporto per la BPCO sia a livello locale che online promuove la solidarietà attraverso esperienze condivise. La consulenza aiuta anche a creare strategie di coping.

Identificare ed esprimere sentimenti: reprimere sentimenti come tristezza o ansia peggiora l'angoscia. Scrivere un diario, arti creative come la musica/arte terapia o parlare con i propri cari possono fornire sbocchi utili.

Utilizzare attività di distrazione: hobby come la lettura, i puzzle, l'artigianato o le attività spirituali spostano l'enfasi mentale lontano dalle sensazioni di affanno e interrompono i cicli di ruminazione.

Assumere farmaci prescritti: i medici possono prescrivere farmaci anti-ansia o depressione insieme ai farmaci per la BPCO se la salute mentale influisce sul funzionamento. Questi trattano le anomalie chimiche sottostanti.

Tenere sotto controllo l'ansia e la disperazione legate alla BPCO attraverso una combinazione di cambiamenti nello stile di vita, attività espressive, supporto sociale e talvolta farmaci, consente ai pazienti di concentrare le energie sulla gestione ottimale dei sintomi. Anche imparare ad accettare i limiti è fondamentale.

Capitolo tre

Smettere di fumare

La necessità di smettere

Fumare sigarette è di gran lunga il principale fattore di rischio per lo sviluppo della BPCO e causa circa 8 decessi su 10 correlati alla BPCO. Smettere di fumare può rallentare l'avanzamento del danno polmonare ed è la modificazione dello stile di vita più importante che i pazienti possono adottare per una prognosi migliore, indipendentemente dallo stadio in cui si trovano. I fatti chiave che indicano l'importanza critica di smettere includono:

Progressione del fumo: nel corso di decenni, l'esposizione persistente al fumo ha portato a danni polmonari irreversibili e devastanti, definiti da gonfiore e restringimento delle vie aeree, canali in eccesso che bloccano il muco, infiammazione e buchi nel tessuto delle pareti polmonari. I sintomi si intensificano continuamente senza sosta.

Impatto dose-dipendente: gli studi suggeriscono che il totale dei pacchetti-anno fumati è direttamente correlato alla funzionalità polmonare compromessa e alla gravità della BPCO. Prima si smette dopo la diagnosi o i primi sintomi, migliore è la prognosi a lungo termine. Anche smettere più tardi nella vita rimane vantaggioso.

Riduzione delle riacutizzazioni: gli studi dimostrano che smettere di fumare riduce fino al 40% il rischio di riacutizzazioni della BPCO e di ricoveri ospedalieri associati a riacutizzazioni. Episodi meno frequenti consentono la riparazione polmonare.

Miglioramento della qualità della vita: smettere di fumare riduce il rapido calo dello stato di salute generale, in particolare della capacità respiratoria durante le attività quotidiane, ripristinando l'indipendenza e il benessere mentale.

Aumento dell'aspettativa di vita: oltre a cure mediche efficaci, è stato dimostrato che smettere di fumare aumenta i tassi di sopravvivenza poiché riduce il rischio di problemi legati alla BPCO come cancro ai polmoni, infezioni e malattie cardiache.

Con molteplici benefici per la salute e la longevità, l'adozione di uno stile di vita senza tabacco come priorità urgente consente alle persone con BPCO di acquisire il controllo sulla gestione di questa condizione indotta dal fumo, ampiamente prevenibile. La consulenza e l'assistenza farmaceutica facilitano il raggiungimento.

Farmaci e sostituti della nicotina

Per i fumatori accaniti, il superamento della dipendenza da nicotina a lungo termine e dei sintomi di astinenza pone importanti ostacoli al successo nel smettere di fumare. Oggi ci sono più scelte mediche che mai che forniscono metodi su più fronti per smettere in base alla storia sanitaria di ogni persona e ai precedenti sforzi per smettere. Le opzioni includono:

Terapia sostitutiva della nicotina (NRT): cerotti cutanei, gomme da masticare, spray nasale e inalatori forniscono quantità controllate di nicotina per ridurre il desiderio di astinenza mentre gli utenti ne riducono l'uso prima di smettere completamente. Gli studi dimostrano che la NRT combinata funziona meglio.

Pillole da prescrizione: vareniclina e bupropione sono due farmaci orali non contenenti nicotina che hanno dimostrato di ridurre il desiderio di fumare e di limitare la capacità della nicotina di migliorare la risposta di "sentirsi bene" del cervello.

Raddoppiano le percentuali di successo, tuttavia possono interagire con altri farmaci per la BPCO.

Terapie combinate: l'uso simultaneo di sostituti della nicotina e farmaci da prescrizione mentre si smette di fumare dà effetti sinergici per ridurre l'astinenza e interrompere i segnali di fumo consolidati. Questo approccio ha attualmente i più alti tassi di abbandono a lungo termine.

Chiedere consiglio a medici, infermieri, consulenti per la cessazione del fumo e farmacisti garantisce che i pazienti abbiano un supporto completo e strumenti farmacologici adeguati - che si tratti di NRT, pillole orali o trattamenti misti - personalizzati in base ai loro ostacoli individuali nel superare definitivamente la dipendenza dalla nicotina.

Prevenire le ricadute

Pur essendo determinati a migliorare la propria salute e a respirare meglio, i pazienti con BPCO che cercano di smettere di fumare spesso incontrano battute d'arresto e ricadute a causa della gravità degli impulsi al fumo. Avere piani di emergenza che anticipino circostanze ad alto rischio può impedire che le cadute individuali si trasformino in un vero e proprio ritorno al fumo. Suggerimenti utili per la prevenzione delle ricadute includono:

Identifica i fattori scatenanti: tieni un registro di momenti/cause particolari che scatenano il desiderio di nicotina come la mattina, la guida, l'alcol, lo stress o determinati fattori scatenanti. Creare consapevolezza riduce la loro influenza e stimola l'uso di metodi di coping.

Evitare la tentazione: in un primo momento, eliminare il fumo dalle occasioni sociali o ridurre al minimo l'assunzione di alcol rimuove i segnali che erodono la forza di volontà. Chiedi ad amici/familiari di astenersi dal fumare intorno a te.

Avere a portata di mano aiuti per smettere di fumare: portare con sé gomme da masticare o pastiglie NRT per le emergenze quando il desiderio è travolgente contrasta rapidamente gli impulsi nel presente piuttosto che comprare sigarette.

Rimanere vigili nel tempo: gli studi rivelano che oltre la metà delle ricadute si verificano oltre i 3 mesi una volta risolta l'astinenza. Essere preparati a impulsi intermittenti e potenti impedisce di essere presi alla sprovvista.

Utilizzare sistemi di supporto: Avere designato contatti non giudicanti da chiamare quando si soffre, sia un mentore tra pari che ha smesso o un terapista per la cessazione del fumo, fornisce la motivazione per non ricadere nelle vecchie abitudini. Anche i gruppi per smettere di fumare in 12 fasi rafforzano l'impegno.

Sebbene la dipendenza dalla nicotina renda difficile smettere definitivamente, la maggior parte degli ex fumatori che utilizzano ausili farmacologici, supporto psicologico e attenzione contro le situazioni allettanti possono liberarsi dalla presa del tabacco per il bene della salute dei polmoni. Gli intervalli temporanei contano comunque come progressi.

Capitolo quattro

Esercizio e ritmo dell'attività

Avvio di una routine di esercizi

Mentre i pazienti con BPCO in genere evitano l'attività fisica per paura che possa peggiorare i problemi respiratori, l'esercizio fisico regolare e moderato aiuta a migliorare la resistenza, la forza e la capacità polmonare nel tempo. Un piano di esercizi personalizzato previene lo sforzo eccessivo. I suggerimenti chiave per stabilire una routine di fitness includono:

Consultare prima il medico: quelli con malattie extra come le malattie cardiache richiedono l'approvazione del medico su livelli sicuri e forme di esercizio prima di iniziare. Un terapista della riabilitazione aiuta anche ad adattare le routine.

Inizia lentamente: iniziare con brevi periodi gestibili di camminata, nuoto o ciclismo a bassa intensità aiuta il corpo ad adattarsi senza affaticare i polmoni. Utilizzare la scala della frequenza di sforzo percepita per rimanere nella zona di frequenza cardiaca desiderata.

Esegui la respirazione a labbra increspate: espirare attraverso le labbra ben chiuse fornisce contropressione mantenendo le vie aeree espanse. Questo approccio durante l'esercizio riduce la mancanza di respiro e consente ai pazienti di sostenere le attività più a lungo.

Rafforzare i muscoli di supporto: incorporare l'allenamento incrociato sollevando piccoli pesi per braccia, petto e spalle preserva i muscoli che aiutano la respirazione. Lo yoga aumenta la forza centrale del corpo.

Scegli attività divertenti: la partecipazione a sport o allenamenti ritenuti divertenti come la danza, il tai chi o l'aerobica in acqua rende gratificante continuare l'abitudine oltre i requisiti di salute. Fare riabilitazione insieme favorisce anche il cameratismo.

Un regime di allenamento a ritmo individuale concentrato sulla resistenza consente ai pazienti con BPCO di migliorare il proprio livello di forma fisica senza sovraccaricare la capacità polmonare. Ciò promuove la motivazione all'esercizio fisico a lungo termine.

Tecniche di risparmio energetico

La mancanza di respiro cronica e l'esaurimento della BPCO possono rendere difficili le routine di base di auto-cura. Le persone si adattano affrettando le cose quando si sentono bene, ma successivamente richiedono lunghi periodi di riposo. Il ritmo dei compiti quotidiani mantiene più deliberatamente la resistenza. Le tecniche utili di risparmio energetico includono:

Compiti temporali con pause di riposo: la pianificazione di attività importanti combinate con brevi pause sat riduce al minimo il raggiungimento del punto di dispnea eccessiva durante l'attività prolungata.

Utilizzare il rilassamento della respirazione: fare espirazioni prolungate per ridurre la frequenza respiratoria riduce la richiesta di ossigeno e allevia la tensione muscolare, rendendo le azioni più facili e meno faticose.

Limita i passaggi non necessari: il posizionamento di oggetti da cucina/domestici di uso frequente a portata di mano elimina i passaggi ripetitivi non necessari. Inoltre, combina uscite/commissioni per risparmiare energia.

Sedersi o stare in piedi: qualsiasi attività che può essere svolta correttamente da seduti, come cucinare il cibo, piegare la biancheria o fare la doccia, elimina lo sforzo aggiuntivo di stare in piedi senza supporto per lunghi periodi.

Esternalizzare quando possibile: assumere aiuto sia per lavori pesanti in casa o in giardino o per la consegna di generi alimentari elimina dalla routine alcuni lavori più impegnativi che provocano la respirazione. Risparmia energia per le attività prioritarie nella maggior parte dei mesi.

Le attività di stimolazione in definitiva aiutano i pazienti con BPCO a svolgere compiti critici della vita quotidiana con meno disagio e sforzo. Cercare di superare la mancanza di respiro in genere si ritorce contro innescando un recupero più lungo.

Utilizzo di un calendario di stimolazione

Poiché la BPCO oscilla in modo imprevedibile ogni giorno, l'implementazione di un programma di stimolazione su misura aiuta i pazienti a bilanciare le routine di esercizio suggerite e le attività significative con il riposo per prevenire uno sforzo eccessivo in base a come si sentono di settimana in settimana. I suggerimenti chiave sul calendario del ritmo includono:

Livelli di energia del codice colore: utilizzare una legenda con scale di colori che denotano energia bassa/media/alta giorni, evidenziare ogni appuntamento per l'energia visiva e la modifica dei piani.

Ruota i giorni leggeri e quelli pesanti: programma esercizi più intensivi e impegni sociali nei giorni con più energia indicati e attività più leggere dopo notti difficili o durante malattie acute.

Flessibilità integrata: lasciare un orario non programmato ogni giorno consente di spostare le faccende in seguito secondo necessità senza fastidio se determinati articoli vanno al giorno potenziale successivo.

Limita gli appuntamenti: sebbene gli appuntamenti dal medico siano cruciali, riduci gli impegni meno vitali, soprattutto nei giorni più difficili, per concentrare l'attenzione sulla cura di te stesso e sul relax.

Pianifica obiettivi significativi settimanali: l'aggiunta di un'uscita settimanale per un appuntamento con un caffè, una serata al cinema o un pranzo di lavoro offre uno scopo senza overbooking.

Adeguare le aspettative: evitare idee inflessibili sui "giorni falliti" poiché la fluttuazione della BPCO richiede un cambiamento fluido delle attività. Concentratevi invece sull'equilibrio generale e sulla prevenzione di incidenti e incendi significativi.

Fare riferimento a un calendario di stimolazione visibile e regolabile, personalizzato in base agli handicap mutevoli, incoraggia i pazienti con BPCO a promuovere la consapevolezza mente-corpo, a riconoscere i limiti e a evitare di spingersi verso il deterioramento della salute.

Capitolo cinque

Farmaci e ossigeno

Tipi di inalatori e nebulizzatori

I broncodilatatori e gli steroidi per via inalatoria sono fondamentali nella terapia della BPCO per prevenire e gestire i sintomi. Ottenere i farmaci adeguati somministrati in modo efficiente consente un assorbimento ottimale del farmaco. Le scelte del dispositivo includono:

Inalatori a quantità misurata (MDI): questi inalatori di "salvataggio" ad azione rapida forniscono una quantità aerosolizzata pre-misurata di farmaco premendo su un contenitore. L'uso richiede una coordinazione eccellente premendo e respirando a fondo contemporaneamente. I distanziatori possono aiutare le persone che hanno a che fare con il timing mano-polmone.

Inalatori di polvere secca (DPI): i DPI si basano sull'inalazione rapida e profonda del paziente per attirare il farmaco in polvere nei passaggi aerei. Trattandosi di dispositivi controllati dal respiro, una forza inspiratoria insufficiente minaccia un dosaggio inadeguato. I modelli variano in termini di facilità d'uso.

Inalatori a nebbia leggera: sebbene più costosi, questi inalatori spruzzano delicatamente una nuvola di medicinale a movimento lento, più facilmente inalabile e meno dipendente dalle capacità di coordinazione. Ciò rende la consegna dei farmaci più affidabile, soprattutto per i pazienti anziani.

Nebulizzatori: macchine che convertono i medicinali liquidi in nebbia per una semplice inalazione utilizzando una maschera o un boccaglio, i nebulizzatori sono indicati per coloro che non sono in grado di utilizzare in modo appropriato gli inalatori portatili. Tuttavia, sono meno portatili.

Con le varie alternative di dispositivi ora disponibili per la somministrazione di farmaci per via inalatoria contro la BPCO, la scelta dell'abbinamento ottimale in base al costo, alla facilità d'uso e all'affidabilità per ciascun individuo migliora il trattamento. Un'istruzione adeguata è fondamentale.

Farmaci orali per la gestione della BPCO

Oltre agli inalatori, numerosi tipi di farmaci da prescrizione orale migliorano la funzione polmonare e la qualità della vita dei pazienti con BPCO in modi distinti. Questi includono:

Broncodilatatori: le pillole a rilascio prolungato contenenti agenti broncodilatatori teofillina o roflumilast agiscono aprendo le vie aeree ristrette. Possono essere presi in considerazione quando i broncodilatatori inalatori da soli non sono sufficienti per alleviare i sintomi.

Steroidi: mentre i corticosteroidi inalatori sono la prima linea, gli steroidi orali come il prednisone vengono utilizzati a breve termine per il trattamento delle riacutizzazioni improvvise della BPCO per ridurre rapidamente l'infiammazione durante gli attacchi. È necessaria una riduzione graduale.

Antibiotici: durante le gravi riacutizzazioni prodotte da infezioni respiratorie, gli antibiotici prescritti trattano la causa batterica sottostante mentre gli steroidi affrontano la conseguente infiammazione per un sollievo a doppia azione.

Mucolitici: farmaci come la carbocisteina e la mecisteina aiutano a scomporre il muco denso, consentendo ai pazienti di eliminarlo meglio attraverso la tosse. Il conseguente miglioramento della respirazione può prevenire la gravità dell'esacerbazione.

Il trattamento orale combinato con inalatori migliora la gestione della BPCO nelle persone con sintomi persistenti. I medici personalizzano i regimi in base alle esigenze di ciascun paziente attraverso il monitoraggio costante dell'efficacia rispetto all'attuale grado di compromissione polmonare.

Utilizzo di ossigeno supplementare

Molti pazienti con BPCO da moderata a grave presentano livelli di ossigeno molto bassi durante la notte, durante le attività o in modo continuativo. Questa ipossiemia affatica il cuore e influisce sui risultati. L'ossigenoterapia medica supplementare ripristina un'adeguata saturazione di ossigeno per una respirazione stabile e la funzione essenziale degli organi. Due approcci fondamentali presentati in base alle necessità sono:

Ossigeno a breve erogazione: piccole bombole portatili trasportate e utilizzate solo occasionalmente durante l'esercizio o per alleviare la dispnea acuta consentono alle persone con ipossiemia a riposo meno grave di mantenere in sicurezza la funzionalità mobile. I medici prescrivono determinate portate.

Ossigenoterapia a lungo termine (LTOT): l'ossigeno continuo, 24 ore su 24, erogato da apparecchiature di concentrazione in persone con insufficienza respiratoria cronica offre enormi benefici in termini di sopravvivenza, migliore qualità del sonno, acutezza mentale e maggiore capacità di esercizio.

Il successo con l'ossigenoterapia dipende dal rispetto dell'uso dell'ossigeno come prescritto dal medico. I vantaggi possono essere facilmente invertito senza aderenza costante. Una corretta educazione del paziente garantisce aspettative ragionevoli e un utilizzo ragionevole delle attrezzature. La rivalutazione continua con modifiche del monitoraggio dell'ossigeno nel sangue alle velocità di flusso man mano che la malattia progredisce garantisce una saturazione adeguata. L'ossigeno supplementare ripristina l'opportunità.

Capitolo sei

Tecniche di respirazione

Respirazione con le labbra increspate

La respirazione a labbra increspate è un metodo facilmente acquisibile che aiuta i pazienti con BPCO a ridurre la mancanza di respiro, ad aumentare la pressione delle vie aeree per mantenerle aperte e a rallentare la frequenza respiratoria rapida. Espirando profondamente attraverso le labbra increspate, i passaggi dell'aria rimangono espansi consentendo un migliore flusso di ossigeno. I passaggi includono:

1. Rilassa i muscoli del collo e delle spalle prima di iniziare. Una postura corretta apre completamente la cavità toracica.

2. Inspira delicatamente e una piccola quantità attraverso il naso per un conteggio di 2 secondi ottimizzando l'espansione del torace.

3. Arricciare o stringere le labbra a forma di "O", quindi soffiare con decisione attraverso le labbra per il doppio del tempo, circa 4 secondi.

4. Ripetere il ciclo inspirando leggermente, quindi espirando con forza ed espirazione più a lungo con le labbra increspate. Cerca di effettuare respiri addominali calmi.

5. Utilizzare l'approccio ogni volta che si ha il fiato corto, ad esempio in caso di attività, stress o esposizione a sostanze irritanti. Aiuta ad evitare l'iperventilazione.

Con la pratica frequente, la respirazione con le labbra increspate diventa una seconda natura offrendo un rapido sollievo dai sintomi. Può evitare temuti attacchi di esacerbazione se fatto tempestivamente. Gli operatori sanitari affini insegnano le tecniche adeguate.

Respirazione diaframmatica

Il diaframma è il muscolo chiave che aiuta i respiri profondi e completi. Quando è indebolita dalla BPCO, la respirazione addominale rinforza il diaframma mentre muove al minimo i muscoli del torace riducendo il lavoro. I passaggi prevedono:

1. Sdraiati sulla schiena, le ginocchia piegate con una mano sull'addome e l'altra sulla parte superiore del torace. Oppure siediti inclinandosi leggermente in avanti.

2. Inspirare lentamente attraverso il naso sentendo l'addome sollevarsi con il respiro, mantenendo ferme le spalle e la parte superiore del torace.

3. Contrai delicatamente i muscoli addominali mentre inspiri profondamente attraverso le labbra increspate.

4. Ripetere per una serie di inspirazioni addominali profonde seguite da espirazioni prolungate. Utilizzare il diaframma per controllare il flusso.

5. Sessioni di pratica 2-3 volte al giorno mirando a 5-10 minuti per aumentare la capacità e il muscolo del diaframma. La tecnica corretta diventa più facile con il tempo. Può essere utilizzato in caso di riacutizzazioni o durante l'attività per utilizzare la piena capacità polmonare.

Il riapprendimento della respirazione toracica rispetto a quella addominale scoraggia i respiri rapidi e superficiali della parte superiore del torace che peggiorano l'intrappolamento d'aria nella BPCO. Il rafforzamento del diaframma migliora la resistenza polmonare per ossigenare il corpo in modo più efficiente a lungo termine.

Eliminare il muco dai polmoni

La produzione eccessiva di muco è prevalente nella BPCO, ostruendo le vie aeree e promuovendo l'accumulo di batteri soggetti a infezioni. Imparare a eliminare il muco attraverso una tosse regolata, acqua appropriata e mucolitici previene le difficoltà. I suggerimenti utili riguardano:

1. Prendi medicinali che fluidificano il muco come la guaifenesina per rilasciare il catarro dal rivestimento del tratto respiratorio in modo che la tosse rimuova il muco anziché spingerlo più in profondità.

2. Bevi tè caldi e brodi chiari poiché il vapore scioglie le secrezioni di muco rendendole più mobili. Rimani ben idratato.

3. Quando si tossisce, piegarsi in avanti utilizzando i muscoli addominali per espettorare con decisione il catarro senza sforzarsi. Respirare successivamente con le labbra increspate.

4. Utilizzare sessioni di trattamento con percussioni toraciche individualmente o tramite terapisti della respirazione per rilasciare vibrazionalmente il muco intrappolato attraverso il drenaggio posturale.

5. Prova terapie naturali come il risciacquo dei seni, la menta piperita, l'eucalipto o lo zenzero per indurre una tosse produttiva. Evita i rischi di soffocamento come i prodotti lattiero-caseari.

Mantenere le vie aeree pulite dal muco ostruttivo consente un flusso d'aria più libero e riduce le infezioni pericolose per i pazienti con BPCO attraverso un mix di trattamenti farmaceutici e naturali per la rimozione del muco insieme a efficaci strategie di espettorazione.

Capitolo sette

Prevenire le riacutizzazioni

Riconoscere i segni di una riacutizzazione

Le riacutizzazioni della BPCO o l'improvviso peggioramento acuto dei sintomi respiratori danneggiano negativamente la salute e richiedono un trattamento rapido. Il riconoscimento degli indicatori iniziali minori consente un intervento precoce. I segnali di pericolo riguardano:

Mancanza di respiro a insorgenza graduale: una limitazione improvvisa o graduale dell'attività, l'utilizzo dei muscoli accessori del collo/spalle per respirare o la sensazione di mancanza d'aria rapidamente predicono una riacutizzazione imminente.

Aumento della tosse e dell'espettorato: l'aumento del volume del muco, le alterazioni della consistenza o la viscosità, insieme a attacchi di tosse incontrollata, implicano irritazione e infezione che comunemente sono alla base degli attacchi.

Febbre, brividi e affaticamento: il calo della resistenza fisica combinato con i sintomi della malattia virale suggerisce che il corpo è infiammatorio e vulnerabile. Pretrattare per evitare rotture rapide.

Complicazioni come gonfiore: ritenzione di liquidi negli arti inferiori o nelle caviglie, mal di testa, senso di costrizione toracica e aumento dell'ansia accompagnano il malfunzionamento polmonare.

Peggioramento dei problemi del sonno: i disturbi del sonno dovuti a copiosa tosse notturna o apnea notturna precedentemente curabile indicano instabilità respiratoria.

Individuare tempestivamente le riacutizzazioni prima che peggiorino attraverso alterazioni minori dei sintomi richiede un tempestivo aggiustamento dei farmaci e delle precauzioni che possono modificarne la gravità. Non minimizzare i cambiamenti.

Adeguamento del trattamento durante le riacutizzazioni

Oltre ai normali farmaci di mantenimento per la BPCO, il trattamento degli attacchi acuti improvvisi comporta l'intensificazione della terapia per ridurre rapidamente l'infiammazione e aprire le vie aeree in quella che viene chiamata "triplice terapia". Le regolazioni includono:

Aggiungi steroidi orali: potenti farmaci corticosteroidi orali come il prednisone agiscono rapidamente per alleviare le vie aeree infiammate e vengono interrotti una volta che l'infiammazione si attenua.

Aumentare i broncodilatatori: l'uso più ampio di inalatori rapidi di "salvataggio" garantisce la massima dilatazione delle vie aeree. Possono essere aggiunti anche broncodilatatori ad azione prolungata.

Iniziare gli antibiotici: se l'aumento dell'espettorato mostra una malattia di base che produce la riacutizzazione, l'inizio della terapia antibiotica risolve questa causa principale.

Monitorare il fabbisogno di ossigeno: i pulsossimetri possono determinare se la diminuzione dei livelli di ossigeno durante le riacutizzazioni richiede ossigeno supplementare.

Continuare l'attività Restrizione: gli attacchi gravi richiedono riposo ed evitare irritanti respiratori per aiutare i polmoni a guarire.

La tempestiva assistenza medica e il trattamento autoadattativo secondo piani d'azione scritti, quando si sviluppano indicazioni di esacerbazione, promuovono il recupero e riducono al minimo le costose visite al pronto soccorso o il ricovero ospedaliero dovuti a un intervento ritardato.

Identificazione e modifica dei trigger

La prevenzione delle riacutizzazioni della BPCO dipende dalla comprensione dei modelli di esposizione che innescano alterazioni immunologiche e del flusso aereo, in modo che gli aggiustamenti appropriati dello stile di vita riducano i rischi. I trigger comuni includono:

Infezioni respiratorie: raffreddore toracico, sinusite, bronchite o influenza spesso inducono riacutizzazioni aumentando l'infiammazione. Essere immunizzati ed evitare l'esposizione riduce la frequenza.

Inquinamento atmosferico e fumo: la scarsa qualità dell'aria esterna/interna dovuta alle emissioni delle auto, agli incendi o al fumo passivo contiene particelle PM2,5 che causano un peggioramento dei sintomi. Utilizzare le maschere quando i livelli di particolato aumentano.

Sforzo fisico eccessivo: spingere la capacità di esercizio troppo in fretta, dato il livello di gravità della BPCO, affatica i polmoni. Le attività di stimolazione prevengono l'accumulo di acido lattico.

Stress, ansia e depressione: le emozioni negative non gestite generano ormoni infiammatori dello stress o influenzano la percezione dei sintomi. Anche alcuni farmaci contribuiscono.

Inosservanza dei farmaci: la scarsa aderenza all'assunzione di inalatori/farmaci di mantenimento rende i polmoni più vulnerabili perdendo il controllo dei sintomi di base. Evitare lacune o aggiustamenti pericolosi senza il parere di un medico.

Identificare e limitare i fattori scatenanti ambientali e comportamentali fornisce una migliore stabilità quotidiana per i pazienti con BPCO attraverso un minor numero di episodi di malattia episodica.

Capitolo Otto

Salute emotiva

Affrontare il dolore e la perdita

Ricevere una diagnosi di qualsiasi condizione cronica induce angoscia a causa della permanenza e della prognosi incerta. Nella BPCO, la ridotta capacità di dedicarsi agli hobby amati e all'indipendenza a volte causa perdite devastanti che portano alla negazione, alla rabbia, alla disperazione e all'ansia. Una gestione sana implica:

Lasciarsi piangere: elaborare e condividere pensieri difficili attraverso il diario o con amici fidati previene il peggioramento. I gruppi di supporto si collegano con altri che subiscono perdite simili.

Limitazioni della riformulazione: invece di incolparsi rispetto alle capacità precedenti, riconoscere i punti di forza attuali appoggiandosi agli aiuti della comunità. Ogni giorno è praticato in attento adattamento.

Trovare uno scopo rinnovato: costruire uno scopo attorno a compiti di assistenza più elevati, aiutare con le organizzazioni polmonari, godersi la famiglia o promuovere la consapevolezza della BPCO. Lascia andare il perfezionismo.

Pianificare le gioie nonostante le difficoltà: mantenere un certo grado di hobby gioiosi, escursioni durante le vacanze o nuove attività incentrate sul momento presente infonde speranza nei momenti difficili.

Cercare consulenza se bloccato: per alcuni, il trattamento professionale è vitale per gestire il lutto grave derivante da cambiamenti di vita indesiderati, traumi o pensieri suicidi. Rimangono sempre delle alternative.

Concedere spazio al lutto per ciò che è perduto elimina la lotta contro la realtà che peggiora il dolore. Riflettere sui doni rimanenti porta pace nel processo.

Partecipare a un gruppo di supporto per la BPCO

I gruppi di supporto per la BPCO locali o online assistono nel dare sollievo solitudine legandosi a sintomi comuni, problemi e vittorie nella gestione della malattia. Gruppi di supporto:

Offerta comunitaria: stringere amicizie con persone che soffrono di difficoltà simili fornisce motivazione, responsabilità e suggerimenti su come vivere completamente nonostante i vincoli.

Consentire un'espressione emotiva sicura: i partecipanti ascoltano senza giudizio facilitando una sana elaborazione di ansia, rabbia o tristezza invece di sopprimere le sfide. Le norme sulla riservatezza creano fiducia.

Fornire istruzione: seminari medici di gruppo, esperti ospiti e saggezza collettiva impartita sulla gestione della burocrazia sanitaria e sull'accesso alle risorse della comunità espandono la conoscenza.

Aumentare l'empowerment: guardare gli altri praticare l'autodifesa, adattare piacevolmente nuove attrezzature di supporto o sostenere relazioni nonostante la disabilità solleva il morale e l'autoefficacia.

Contrastare l'impotenza: sfidare le narrazioni sulla miseria o sulla dipendenza incurabili cambiando opzioni promuove la responsabilità proattiva per il benessere nonostante le incognite.

Entrare a far parte di grandi gruppi respiratori di persona o virtuali fornisce coraggio, speranza ed equilibrio di vita durante gli alti e bassi della BPCO.

Supporto per la salute mentale

Man mano che la BPCO si sviluppa creando crescente dispnea, dipendenza dagli altri e incertezza medica, crescono i tassi di ansia e depressione clinicamente gravi che necessitano di supporto professionale. Le opzioni includono:

Consulenza individuale: esplorazione di ansie o difficoltà precedenti che influenzano le attuali capacità di coping. I terapisti insegnano abilità come la terapia cognitivo comportamentale (CBT) che modificano i pensieri dannosi e impediscono il funzionamento. Le sessioni spesso integrano la partecipazione alla riabilitazione polmonare.

Terapia di gruppo: condividere esperienze in cui gli altri "capiscono" promuove la normalità insieme ai rimedi tentati. Il feedback è integrato e l'assistenza del terapista suscita intuizioni.

Farmaci: se lo squilibrio della serotonina o gli ormoni dello stress cronico sono alla base dei disturbi dell'umore, gli psichiatri possono somministrare farmaci antidepressivi/anti-ansia come gli SSRI progettati per non mescolarsi con i trattamenti respiratori.

Pratiche mente-corpo: metodi che creano risposte di rilassamento come yoga, meditazione, biofeedback o ipnoterapia riducono la respirazione affaticata dei muscoli e alleviano i tumulti emotivi correlati attraverso una pratica coerente che riqualifica le reazioni fisiologiche allo stress.

Che si tratti di terapia della parola, trattamenti medici o pratiche di benessere, il trattamento professionale della salute mentale supporta l'assistenza medica affrontando l'impatto psicologico della BPCO. Questo approccio combinato offre la massima guarigione.

Capitolo Nove

Mantenere la qualità del sonno

L'importanza del sonno ristoratore

Dormire in modo efficace è fondamentale per i pazienti con BPCO per ricaricare energia, consentire il recupero delle vie aeree infiammate, eliminare l'anidride carbonica e consolidare ricordi e apprendimento. Il sonno cronico non ristoratore accentua i sintomi. Le principali ricerche sugli impatti vitali del sonno mostrano:

Resilienza immunitaria: durante i cicli REM profondi, l'attività metabolica aumenta migliorando la produzione di anticorpi e la salute dei globuli bianchi difendendosi dalle esacerbazioni innescate dalle infezioni. La privazione del sonno diminuisce le difese.

Recupero delle vie aeree: i livelli di corticosteroidi naturali aumentano durante la notte, riducendo il gonfiore dei passaggi bronchiali e rimuovendo l'accumulo di muco. La mancanza di questo impatto antinfiammatorio notturno peggiora la costrizione.

Equilibrio ossigeno/CO_2: brevi risvegli disturbano l'assorbimento cruciale dell'ossigeno nel sangue e l'eliminazione dell'anidride carbonica. I gas di scarico accumulati richiedono una respirazione più rapida e superficiale.

Ripristino del corpo: dalla guarigione delle cellule della pelle, dei tessuti e dei muscoli all'elaborazione degli ormoni dello stress, il sistema nervoso parasimpatico ripristina l'omeostasi al meglio senza interruzioni.

Acutezza cognitiva: il consolidamento dei ricordi, delle capacità di ragionamento e della capacità di attenzione si basa su sufficienti movimenti oculari rapidi (REM) e sul sonno a onde lente che attraversano correttamente tutte le fasi senza disturbi.

Riconsiderare il sonno come medicina centrale consente ai pazienti con BPCO di superare le difficoltà per il bene di una maggiore stabilità dei sintomi e di una migliore funzionalità il giorno successivo.

Trattamento dell'apnea notturna

La metà delle persone con BPCO soffre anche di apnea ostruttiva del sonno (OSA), che aggrava l'ipossiemia e aumenta i rischi di ipertensione polmonare. Il controllo e la gestione dell'OSA migliorano gli esiti della BPCO. Le opzioni includono:

Macchine CPAP/BiPAP: le macchine a pressione positiva continua delle vie aeree (CPAP) o a variazioni bilivello (BiPAP) mantengono aperte le piccole vie aeree comprimenti durante il sonno utilizzando aria a lieve pressione che impedisce le pause. L'umidificazione previene la secchezza. Ben tollerate dalla maggior parte dei pazienti, queste possono rappresentare terapie salvavita se somministrate di notte come indicato.

Dispositivi orali: le stecche di avanzamento mandibolare progettate su misura spingono la mascella leggermente in avanti aprendo spazi aerei più stretti. Meno onerosi delle apparecchiature CPAP, i dispositivi orali sono adatti per apnee più lievi ma richiedono adattamenti e modifiche.

Terapia posizionale: poiché per alcuni il restringimento delle vie aeree peggiora in posizione distesa, la semplice aggiunta di un cuscino a cuneo che solleva la testa di 5-10 cm quando si dorme sulla schiena dissuaderà efficacemente le apnee.

Evitare del tutto il posizionamento supino è ottimale.

Chirurgia: quelli con blocchi isolati come le tonsille più grandi rispondono favorevolmente alle procedure ambulatoriali di rimozione dei tessuti quando la terapia conservativa fallisce. Tuttavia, le malattie polmonari sottostanti possono causare comunque disturbi del sonno.

È necessaria un'attenta valutazione di tutti i sintomi dei problemi del sonno tra i pazienti con BPCO prima di definire terapie appropriate per l'apnea meccanica, orale o chirurgica insieme alla cura della BPCO. La terapia di combinazione è generalmente indicata.

Tecniche di rilassamento

Le frustrazioni della BPCO mescolate agli stimoli derivanti dalla tosse frequente o dalla mente frenetica mantengono i pazienti in uno stato di stress fisiologico che influenza l'inizio e il mantenimento del sonno. Padroneggiare le abilità di rilassamento contrasta l'eccitazione. Gli approcci utili includono:

Meditazione consapevole: osservare i pensieri in modo non giudicante e quindi dirottare l'attenzione sulle sensazioni fisiche del momento presente come il respiro, crea un rilassamento parasimpatico riducendo l'adrenalina. Le app portano a brevi sessioni giornaliere.

Rilassamento muscolare progressivo: tendere e rilasciare sistematicamente gruppi di muscoli dalla testa ai piedi sviluppa la consapevolezza della tensione corporea e la rilascia. La procedura focalizzata produce calma.

Immagini guidate: immagini pacifiche mentre si ascoltano i suoni della natura distraggono la mente permettendo ai pensieri spiacevoli di svanire. Quando sei rilassato, è più facile addormentarsi.

Aromaterapia: gli studi dimostrano le qualità calmanti dell'olio essenziale di lavanda attraverso il miglioramento dell'umore e la riduzione della pressione sanguigna. Diffonderlo durante le procedure rilassanti prima di coricarsi crea un atteggiamento piacevole verso il riposo.

Integratori da banco: alcuni farmaci naturali come la camomilla, gli integratori di magnesio o il CBD hanno proprietà anti-ansia che possono mitigare i problemi del sonno legati alla BPCO senza routine ingombranti o effetti collaterali.

Mentre il monitoraggio medico è vitale nel trattamento dei disturbi del sonno, i rituali naturali di rilassamento aumentano la possibilità di un sonno ristoratore fondamentale per rafforzare il benessere dei pazienti con BPCO.

Capitolo dieci

Telemedicina e tecnologia

Visite e app di telemedicina

Le soluzioni di telemedicina virtuale consentono ai pazienti di accedere rapidamente agli specialisti polmonari online per ricevere assistenza in caso di riacutizzazione tra le visite in studio e il monitoraggio remoto. Funzionalità tra cui:

Appuntamenti video: le videoconferenze programmate o su richiesta con i pneumologi consentono una rapida valutazione visiva e aggiustamenti del piano di trattamento senza uscire di casa quando si combatte una malattia.

Stetoscopi digitali: speciali stetoscopi Bluetooth sincronizzano i suoni respiratori in tempo reale durante le videochiamate per un'auscultazione precisa. Immagini di infezione per facilitare la diagnostica.

Ricariche di prescrizioni: i medici di telemedicina possono prescrivere elettronicamente prescrizioni alle farmacie preferite dell'utente quando la tosse peggiora o scrivere script di antibiotici per la consegna a domicilio se la bronchite è evidente.

Messaggistica asincrona: Infermiera consiglio Le linee consentono di porre domande non urgenti sulla BPCO in qualsiasi momento tramite l'app e quindi di ricevere un chiaro feedback scritto su quali sintomi necessitano di cure.

Formazione integrata: tutorial medici integrati in video sulle procedure di inalazione, sulle posizioni consigliate per la tosse, sugli esercizi di respirazione o sulle tecniche per espettorare il muco rafforzano le migliori pratiche.

Semplificare l'accesso al supporto professionale per le patologie respiratorie croniche attraverso piattaforme virtuali di assistenza urgente garantisce che i pazienti rimangano gestiti in modo ottimale a casa mentre seguono i modelli di malattia.

Tracker di attività su misura per il recupero della BPCO

La tecnologia per il fitness indossabile combinata con app mobili intelligenti create appositamente per la BPCO fornisce obiettivi guidati abbinati alla gravità della malattia per muoversi di più evitando sforzi eccessivi. Le funzionalità aiutano:

Registra l'intolleranza all'esercizio fisico: inserendo sintomi giornalieri come livelli di affaticamento, tosse, colore del muco o disturbi del sonno, vengono acquisite informazioni sulle condizioni in tempo reale da discutere alla successiva visita medica.

Imposta obiettivi graduali: in base alla resistenza di base registrata, l'app crea un piano di allenamento graduale aumentando durata/intensità settimanalmente. I promemoria promuovono l'adesione.

Monitoraggio dei parametri vitali: la pulsossimetria integrata, la frequenza cardiaca e i rilevatori della frequenza respiratoria avvisano degli indicatori di riacutizzazioni imminenti per un intervento precoce.

Condividi i report del medico: le app sincronizzano in modo sicuro l'attività registrata, i segni vitali e i dati sui sintomi sui portali del medico per una panoramica dell'intera persona e modifiche personalizzate che migliorano la produttività della riabilitazione.

Promuove cambiamenti nello stile di vita: le community di app offrono ricette salutari adatte alla BPCO, suggerimenti sulla salute mentale o avvisi sui pericoli per la salute locali legati alla qualità dell'aria, come l'inquinamento/la conta dei pollini.

L'utilizzo dei progressi tecnologici del fitness intelligente consente ai pazienti con BPCO di assumere un certo controllo sui limiti fluttuanti al passo con le intuizioni del team di supporto clinico che migliorano la funzione.

Dispositivi domestici per monitorare i sintomi

I dispositivi avanzati di sensori domestici acquisiscono dati sulla salute polmonare 24 ore su 24, 7 giorni su 7, avvisando dei rischi di attacchi di esacerbazione o segnalando che le modifiche dei farmaci possono essere vantaggiose in base a soglie di sintomi specifici. I dispositivi aiutano:

Tracciamento dei modelli di respirazione: i sensori di biomovimento senza contatto accanto al letto monitorano la frequenza respiratoria di base, identificano la respirazione difficile durante il sonno e registrano i cambiamenti diurni che suggeriscono l'insorgenza di infezioni.

Trasmissione di dati sonori grezzi: i microfoni che captano i suoni della tosse notturna o i sibili unici trasmettono le registrazioni alle cliniche per lo studio della crescente limitazione del flusso aereo.

Misura le sostanze irritanti interne/esterne: i sensori di qualità dell'aria connessi a Internet registrano i livelli di particelle, inquinamento e allergie nelle case dei pazienti evidenziando i potenziali fattori scatenanti che ciascuno può ridurre.

Monitoraggio della saturazione di ossigeno: i pulsossimetri abilitati Bluetooth costruiscono modelli generali di variabilità dell'ossigeno durante i vari momenti della giornata o attività determinando se la prescrizione di ossigeno portatile o notturno può essere efficace a livello preventivo.

Man mano che l'intelligenza artificiale continua ad evolversi, le apparecchiature di monitoraggio della BPCO a domicilio forniscono dati reali notevolmente più ricchi per un intervento precoce e l'assistenza remota del paziente nel mantenimento della funzione polmonare.

Capitolo undici

Cure palliative

Cura delle riacutizzazioni gravi della BPCO

Durante i periodi acuti o cronici, quando le riacutizzazioni della BPCO diventano pericolose per la vita con svenimento, livelli di ossigeno gravemente bassi o ritenzione di anidride carbonica che richiedono la gestione dell'unità di terapia intensiva, le misure palliative forniscono un duplice sollievo e onestà prognostica. Le opzioni includono:

Farmaci IV: steroidi per via endovenosa, broncodilatatori e farmaci anti-ansia tranquilli danno effetti ad azione più rapida che non possono essere assorbiti dal sistema digestivo indebolito. I medici titolano le dosi per bilanciare serenità e fame d'aria.

Ventilazione non invasiva: l'uso delle maschere BiPAP ottimizza i livelli di ossigeno e anidride carbonica spostando forzatamente l'aria senza intubazione pericolosa. Le impostazioni vengono modificate regolarmente per soddisfare i dati dei gas nel sangue.

Eccitazione degli obiettivi del paziente: discutere le preferenze in caso di arresto cardiaco o respiratorio date le prospettive di bassa reversibilità chiarisce le scelte relative alla potenziale RCP, defibrillazione, intubazione o concentrarsi esclusivamente sul comfort.

Coinvolgimento della famiglia: la stretta presenza della famiglia anche nelle stanze di terapia intensiva promuove il coping nonostante la gravità della difficoltà respiratoria con una prognosi sconosciuta e crea un rapporto con gli operatori sanitari sulla modifica delle priorità assistenziali se la diminuzione accelera.

Le riacutizzazioni avanzate della BPCO necessitano di un significativo supporto medico, rispettando allo stesso tempo le realtà limitanti la vita e i desideri del paziente. Il processo decisionale condiviso guida la mentalità se dedicare i massimi sforzi al recupero o alla qualità della vita rimanente.

Hospice e cure di fine vita

Una volta che il progresso della BPCO avanza verso un controllo dei sintomi persistentemente scarso e frequenti ricoveri ospedalieri nonostante i farmaci ideali, la transizione alle cure hospice si concentra sul benessere invece che su tentativi di cura irrealistici. Gli elementi compassionevoli riguardano:

Servizi domiciliari: la scelta dell'hospice domiciliare offre cure mediche, attrezzature necessarie, visite del cappellano e assistenza sanitaria in ambienti familiari e confortevoli con la famiglia presente piuttosto che morte in istituto.

Attenuazione del dolore e della dispnea: la morfina liquida o le pompe di morfina 24 ore su 24 riducono la fame d'aria e l'ansia durante gli ultimi mesi senza preoccuparsi della dipendenza o delle restrizioni di dosaggio. L'ossigeno aiuta.

Guida alla Doula della Morte: Navigatori particolarmente qualificati affrontano argomenti spirituali, iniziative legate all'eredità, piani funebri, completamento della lista dei desideri o rituali sul lasciarsi andare per scoprire il significato quando la funzione polmonare diminuisce.

Sistema di supporto al lutto: team interdisciplinari composti da consulenti addestrano gli operatori sanitari e le tecniche familiari per affrontare la perdita anticipata pur rimanendo presenti. I follow-up aiutano successivamente.

Quando la morte attiva inizia a provocare terrore, gli hospice si concentrano rilassando il corpo e spirito. Onorare le decisioni di fine vita relative al luogo, alle impostazioni del trattamento e alle conversazioni conclusive genera conforto quando la respirazione diminuisce.

Risorse di supporto per gli operatori sanitari

Le azioni eroiche quotidiane che i caregiver della BPCO compiono spesso esauriscono costantemente le riserve fisiche e le risorse emotive che richiedono un aiuto continuo per far fronte. Gli sbocchi utili forniscono:

Assistenza di sollievo: i programmi giornalieri per adulti o i sitter a domicilio coprono le ore di assistenza consentendo ai parenti affaticati di dedicare tempo alla cura di sé come pisolini, tagli di capelli o sfogo con gli amici per sostenere faccende ardue.

Consulenza: i terapisti istruiscono l'inquadramento punti di vista mentre elabora sentimenti complessi sui cambiamenti di ruolo nel tempo man mano che i partner precedentemente energici svaniscono. Antidepressivi avvantaggiare alcuni.

Supporto online: moduli o volontari non retribuiti effettuano brevi chat video per i pazienti costretti a casa fornendo interazione in modo che gli operatori sanitari familiari possano fare delle pause. Partner virtuali.

Gruppi di supporto: la condivisione di problemi, lacrime e consigli tra altri operatori sanitari normalizza il mix di carico, tristezza e significato acquisito dall'educazione altruistica nonostante le numerose perdite.

Man mano che i pazienti con BPCO peggiorano, anche la salute dei caregiver familiari richiede una definizione attiva delle priorità accedendo a opzioni multimodali di sollievo e di salute mentale. Proteggere questi eroi non celebrati salvaguarda la sicurezza dei pazienti reti pure.

20 ricette adatte alla BPCO insieme agli ingredienti e alle istruzioni per la preparazione

1. Salmone alla griglia con verdure arrostite

Ingredienti:
- 2 salmoni filetti (6 once ciascuno)
- 1 zucchina, tagliata
- 1 zucca gialla, a fette
- 1 peperone rosso, affettato
- 1 cipolla rossa, affettata
- 2 cucchiai di olio d'oliva
- 1 cucchiaino di timo secco
- Sale e pepe a piacere

Istruzioni:
1. Preriscaldare la griglia a fuoco medio-alto.

2. In una ciotola, unisci le zucchine affettate, la zucca gialla, il peperone rosso e la cipolla rossa con olio d'oliva, timo secco, sale e pepe.

3. Metti il salmone filetti e verdure condite alla griglia.

4. Grigliare il salmone per 4-5 minuti per lato o fino a quando sarà ben cotto e friabile.

5. Grigliare le verdure per 8-10 minuti, o fino a quando diventano tenere e leggermente dorate, girandole periodicamente.

6. Servire il salmone grigliato con le verdure arrostite come contorno.

2. Insalata di quinoa con ceci e avocado

Ingredienti:
- 1 tazza di quinoa, lavata
- 1 lattina (15 once) di ceci, scolati e sciacquati
- 1 avocado, tagliato a dadini
- 1 cetriolo, tagliato a dadini
- 1/4 tazza di prezzemolo fresco, tritato
- Succo di 1 limone

- 2 cucchiai di olio d'oliva

- Sale e pepe a piacere

Istruzioni:

1. Cuoci la quinoa secondo le istruzioni sulla confezione e lasciala raffreddare.

2. In una ciotola capiente, aggiungere la quinoa cotta, i ceci, l'avocado a dadini, il cetriolo a dadini e il prezzemolo tritato.

3. In una ciotola separata, sbatti insieme il succo di limone, l'olio d'oliva, il sale e il pepe per preparare il condimento.

4. Versare il condimento sull'insalata di quinoa e mescolare per ricoprirlo uniformemente.

5. Servire freddo o a temperatura ambiente come contorno o piatto unico gradevole e nutriente.

3. Pollo e verdure saltati in padella

Ingredienti:

- 2 petti di pollo disossati e senza pelle, tagliati

- 2 tazze di cimette di broccoli

- 1 peperone rosso, affettato

- 1 carota, tagliata a julienne

- 1/2 tazza di taccole

- 2 spicchi d'aglio, tritati

- 2 cucchiaini di salsa di soia

- 1 cucchiaio di miele

- 1 cucchiaio di olio d'oliva

- Riso integrale cotto per servire

Istruzioni:

1. Scaldare l'olio d'oliva in una padella capiente o nel wok a fuoco medio-alto.

2. Aggiungi i petti di pollo a fette nella padella e scalda fino a doratura e cottura, circa 5-6 minuti.

3. Aggiungi l'aglio tritato nella padella e scaldalo per altri 1-2 minuti.

4. Aggiungi le cimette di broccoli, il peperone rosso a fette, la carota tagliata a julienne e i taccole nella padella.

5. In una piccola ciotola, sbatti insieme la salsa di soia e il miele per ottenere la salsa.

6. Versare la salsa sul pollo e sulle verdure nella padella e soffriggere per 3-4 minuti o fino a quando le verdure saranno tenere e croccanti.

7. Servire il pollo e le verdure saltati in padella caldi sopra il riso integrale cotto.

4. Zuppa di lenticchie con spinaci e pomodori

Ingredienti:
- 1 tazza di lenticchie secche, lavate
- 1 cipolla tagliata a dadini
- 2 carote, a dadini
- 2 gambi di sedano, tritati
- 2 spicchi d'aglio, tritati
- 1 lattina (14,5 once) di pomodori a cubetti
- 4 tazze di brodo vegetale a basso contenuto di sodio
- 2 tazze di spinaci novelli
- 1 cucchiaino di timo secco
- Sale e pepe a piacere

Istruzioni:

1. In una pentola capiente, scaldare l'olio d'oliva a fuoco medio.

2. Aggiungi la cipolla, le carote e il sedano tagliati a dadini nella pentola e scalda finché non si ammorbidiscono, circa 5 minuti.

3. Aggiungi l'aglio tritato nella pentola e fai sobbollire per altri 1-2 minuti.

4. Incorporate le lenticchie secche, i pomodori a cubetti, il brodo vegetale, il timo secco, il sale e il pepe.

5. Portare a ebollizione la zuppa, quindi abbassare la fiamma a una temperatura media e cuocere a fuoco lento per 20-25 minuti o fino a quando le lenticchie saranno cotte.

6. Aggiungere gli spinaci novelli e cuocere a fuoco lento per altri 2-3 minuti, finché non saranno appassiti.

7. Aggiustare il condimento a piacere e servire la zuppa di lenticchie calda come cena rilassante e salutare.

5. Merluzzo al forno con limone ed erbe aromatiche

Ingredienti:

- 2 cod filetti (6 once ciascuno)
- 2 cucchiai di olio d'oliva
- 2 cucchiaini di succo di limone fresco
- 2 spicchi d'aglio, tritati
- 1 cucchiaino di origano secco
- 1 cucchiaino di prezzemolo secco
- Sale e pepe a piacere
- Fette di limone per guarnire

Istruzioni:

1. Preriscaldare il forno a 200°C (400°F).

2. Posiziona il pesce filetti in una teglia rivestita con carta da forno o foglio di alluminio.

3. In una piccola ciotola, sbatti insieme l'olio d'oliva, il succo di limone, l'aglio tritato, l'origano secco, il prezzemolo secco, il sale e il pepe.

4. Versare il composto di limone ed erbe sul merluzzo filetti, ricoprendoli uniformemente.

5. Metti un paio di fette di limone sopra ogni pesce filetto per un gusto extra.

6. Cuocere il merluzzo nel forno preriscaldato per 15-20 minuti, o finché il pesce non sarà opaco e si sfalderà facilmente con una forchetta.

7. Servi il merluzzo al forno caldo con i contorni che preferisci, come verdure al vapore o quinoa.

6. Spiedini di tacchino e verdure

Ingredienti:
- 1 kg di petto di tacchino, tagliato a pezzetti
- 1 zucchina, tagliata
- 1 peperone giallo, tritato
- 1 cipolla rossa, tritata
- 8 pomodorini
- 2 cucchiai di olio d'oliva
- 1 cucchiaino di rosmarino essiccato
- Sale e pepe a piacere

Istruzioni:

1. Preriscaldare la griglia o la padella a fuoco medio-alto.

2. Infilare i pezzi di tacchino, le fette di zucchina, i pezzi di peperone, la cipolla rossa e i pomodorini sugli spiedini.

3. In una piccola ciotola, sbatti insieme l'olio d'oliva, il rosmarino essiccato, sale e pepe.

4. Spennellare gli spiedini con il composto di olio d'oliva, coprendoli uniformemente.

5. Grigliare gli spiedini per 8-10 minuti, ruotandoli regolarmente, fino a quando il tacchino sarà cotto e le verdure saranno morbide.

6. Servire gli spiedini di tacchino e verdure caldi con un piatto di riso integrale o quinoa.

7. Frittata di spinaci e funghi

Ingredienti:
- 6 uova
- 1 tazza di spinaci baby, tritati
- 1 tazza di funghi, affettati
- 1/2 cipolla tagliata a dadini

- 1/4 tazza di parmigiano grattugiato
- 2 cucchiai di olio d'oliva
- Sale e pepe a piacere

Istruzioni:

1. Preriscaldare il forno a 175°C (350°F).

2. In una padella grande adatta al forno, scaldare l'olio d'oliva a fuoco medio.

3. Aggiungi la cipolla tagliata a dadini e i funghi a fette nella padella e scalda fino a quando non si ammorbidiscono, circa 5 minuti.

4. Aggiungi gli spinaci tritati nella padella e scaldali finché non appassiscono, circa 2-3 minuti.

5. In una ciotola, sbatti insieme le uova, il parmigiano grattugiato, sale e pepe.

6. Versa il composto di uova sulle verdure nella padella, assicurandoti che sia equamente distribuito.

7. Cuoci una frittata sul fornello per 3-4 minuti, quindi trasferisci la padella nel forno preriscaldato.

8. Cuocere la frittata per 10-12 minuti, o fino a quando la superficie sarà solida e dorata.

9. Lascia raffreddare leggermente la frittata prima di affettarla e servirla. Gustatelo riscaldato o a temperatura ambiente.

8. Frittura di lenticchie e verdure

Ingredienti:
- 1 tazza di lenticchie cotte
- 1 tazza di cimette di broccoli
- 1 peperone rosso, affettato
- 1 carota, tagliata a julienne
- 1/2 tazza di piselli dolci
- 2 spicchi d'aglio, tritati
- 2 cucchiaini di salsa di soia
- 1 cucchiaio di aceto di riso
- 1 cucchiaio di olio di sesamo
- Riso integrale cotto per servire

Istruzioni:
1. Scaldare l'olio di sesamo in una padella capiente o nel wok a fuoco medio-alto.

2. Aggiungi l'aglio tritato nella padella e scaldalo per 1-2 minuti, finché non diventa fragrante.

3. Aggiungi nella padella il peperone rosso tagliato a fette, la carota tagliata a julienne, le cimette di broccoli e i piselli.

4. Soffriggere le verdure per 4-5 minuti o finché diventano morbide.

5. Aggiungi le lenticchie cotte nella padella e mescola per mescolarle con le verdure.

6. In una piccola ciotola, sbatti insieme la salsa di soia e l'aceto di riso per ottenere la salsa.

7. Versare la salsa sul composto di lenticchie e verdure nella padella e soffriggere per altri 2-3 minuti.

8. Servire le lenticchie e le verdure e far saltare in padella il riso integrale cotto ben caldo.

9. Pollo arrosto con patate dolci e cavoletti di Bruxelles

Ingredienti:
- 2 petti di pollo con osso e pelle

- 2 patate dolci, a dadini
- 1 libbra di cavoletti di Bruxelles, tagliati a metà
- 2 cucchiai di olio d'oliva
- 1 cucchiaino di timo secco
- 1 cucchiaino di paprika
- Sale e pepe a piacere

Istruzioni:

1. Preriscaldare il forno a 200°C (400°F).

2. Metti i petti di pollo, le patate dolci tritate e i cavoletti di Bruxelles tagliati a metà su una teglia rivestita con carta da forno o foglio di alluminio.

3. Irrorare l'olio d'oliva sul pollo e sulle verdure, quindi cospargere con timo secco, paprika, sale e pepe.

4. Usa le mani per mescolare il pollo e le verdure fino a ricoprirli uniformemente con le spezie.

5. Arrostire nel forno preriscaldato per 25-30 minuti, o fino a quando il pollo sarà cotto e le verdure saranno morbide.

6. Togliere dal forno e lasciare riposare il pollo per qualche minuto prima di servire.

7. Servire il pollo arrosto con patate dolci e cavoletti di Bruxelles caldo come una cena piacevole e salutare.

10. Insalata greca con pollo alla griglia

Ingredienti:
- 2 petti di pollo disossati e senza pelle
- 4 tazze di verdure miste (lattuga, spinaci, rucola, ecc.)
- 1 cetriolo, tagliato a dadini
- 1 pomodoro, tagliato a dadini
- 1/4 cipolla rossa, affettata sottilmente
- 1/4 tazza di olive Kalamata, snocciolate
- 1/4 tazza di formaggio feta sbriciolato
- 2 cucchiai di olio d'oliva
- 1 cucchiaio di aceto di vino rosso
- 1 cucchiaino di origano secco
- Sale e pepe a piacere

Istruzioni:

1. Preriscaldare la griglia o la padella a fuoco medio-alto.

2. Condire i petti di pollo con sale, pepe e una spolverata di origano secco.

3. Grigliare i petti di pollo per 6-7 minuti per lato, o fino a quando saranno ben cotti e non saranno più rosati al centro.

4. Togliere il pollo dalla griglia e lasciarlo riposare per qualche minuto prima di affettarlo.

5. In una grande ciotola, aggiungi le verdure miste, il cetriolo a cubetti, il pomodoro a cubetti, la cipolla rossa a fette sottili, le olive Kalamata e il formaggio feta sbriciolato.

6. In una piccola ciotola, sbatti insieme l'olio d'oliva, l'aceto di vino rosso, l'origano secco, il sale e il pepe per preparare il condimento.

7. Versare il condimento sull'insalata e mescolare per ricoprirlo uniformemente.

8. Dividere l'insalata nei piatti e guarnire con il pollo grigliato a fette.

9. Servi subito l'insalata greca con pollo alla griglia come cena rinfrescante e piacevole.

11. Peperoncino di verdure e fagioli

Ingredienti:
- 1 lattina (15 once) di fagioli neri, scolati e sciacquati
- 1 lattina (15 once) di fagioli rossi, scolati e sciacquati
- 1 lattina (14,5 once) di pomodori a cubetti
- 1 cipolla tagliata a dadini
- 2 spicchi d'aglio, tritati
- 1 peperone, tagliato a dadini
- 1 zucchina, tagliata a cubetti
- 1 tazza di chicchi di mais congelati
- 1 cucchiaio di peperoncino in polvere
- 1 cucchiaino di cumino macinato
- Sale e pepe a piacere
- Condimenti opzionali: avocado a dadini, coriandolo tritato, formaggio grattugiato

Istruzioni:

1. In una pentola capiente, scaldare l'olio d'oliva a fuoco medio.

2. Aggiungi la cipolla a cubetti, l'aglio tritato e il peperone a cubetti nella pentola e scalda fino a quando non si ammorbidisce, circa 5 minuti.

3. Aggiungi le zucchine tagliate a dadini e i chicchi di mais congelati e fai sobbollire per altri 2-3 minuti.

4. Aggiungere nella pentola i fagioli neri scolati e sciacquati, i fagioli rossi, i pomodori a pezzetti (con i loro liquidi), il peperoncino in polvere, il cumino macinato, il sale e il pepe.

5. Portare a ebollizione il peperoncino e cuocere per 20-25 minuti, mescolando regolarmente, fino a quando le verdure saranno morbide e i sapori si saranno sciolti insieme.

6. Regola le spezie a piacere e servi il peperoncino di verdure e fagioli caldo, guarnito con avocado a dadini, coriandolo tritato e formaggio grattugiato, se preferisci.

12. Pacchetti di fogli di salmone e asparagi

Ingredienti:

- 2 salmoni filetti (6 once ciascuno)
- 1 mazzetto di asparagi, mondati
- 2 cucchiai di olio d'oliva
- 2 spicchi d'aglio, tritati
- 1 limone, tagliato a fettine sottili
- Sale e pepe a piacere
- Opzionale: aneto fresco o prezzemolo per guarnire

Istruzioni:

1. Preriscaldare il forno a 200°C (400°F).

2. Posiziona ciascun salmone filetto su un pezzo di foglio di alluminio abbastanza grande da avvolgerlo attorno.

3. Disporre gli asparagi mondati attorno al salmone filetti.

4. Condire il salmone e gli asparagi con olio d'oliva e aglio tritato, quindi condire con sale e pepe a piacere.

5. Metti qualche fetta di limone sopra ogni salmone filetto.

6. Avvolgi strettamente la pellicola attorno al salmone e agli asparagi per formare delle bustine.

7. Metti i pacchetti di alluminio su una teglia e cuoci nel forno preriscaldato per 12-15 minuti, o fino a quando il salmone sarà cotto e si sfalderà facilmente con una forchetta.

8. Scartare con attenzione la pellicola e trasferire il salmone e gli asparagi nei piatti.

9. Guarnire con aneto fresco o prezzemolo se lo si desidera e servire caldo.

13. Zuppa di tacchino e verdure

Ingredienti:
- 1 libbra di tacchino macinato
- 1 cipolla tagliata a dadini
- 2 carote, a dadini
- 2 gambi di sedano, tritati
- 2 spicchi d'aglio, tritati
- 1 lattina (14,5 once) di pomodori a cubetti
- 6 tazze di brodo di pollo a basso contenuto di sodio

- 1 cucchiaino di timo secco

- Sale e pepe a piacere

- Riso cotto o pasta per servire

Istruzioni:

1. In una pentola capiente, rosolare il tacchino macinato a fuoco medio finché non sarà dorato e ben cotto, spezzettandolo con un cucchiaio durante la cottura.

2. Aggiungi la cipolla, le carote e il sedano tagliati a dadini nella pentola e scalda finché non si ammorbidiscono, circa 5 minuti.

3. Aggiungi l'aglio tritato nella pentola e fai sobbollire per altri 1-2 minuti.

4. Aggiungi i pomodori a dadini (con i loro succhi), il brodo di pollo, il timo secco, il sale e il pepe.

5. Portare a ebollizione la zuppa, quindi abbassare la fiamma a una temperatura media e cuocere a fuoco lento per 20-25 minuti, mescolando regolarmente.

6. Regola le spezie a piacere e servi la zuppa di tacchino e verdure calda, con riso cotto o pasta se lo desideri.

14. Petto di pollo ripieno di spinaci e feta

Ingredienti:
- 2 petti di pollo disossati e senza pelle
- 2 tazze di spinaci novelli freschi
- 1/2 tazza di formaggio feta sbriciolato
- 2 spicchi d'aglio, tritati
- 1 cucchiaio di olio d'oliva
- Sale e pepe a piacere

Istruzioni:
1. Preriscaldare il forno a 190°C (375°F).
2. In una padella, scaldare l'olio d'oliva a fuoco medio.
3. Aggiungi l'aglio tritato nella padella e scaldalo per 1-2 minuti, finché non diventa fragrante.
4. Aggiungi gli spinaci freschi nella padella e scaldali finché non appassiscono, circa 2-3 minuti.

5. Togli la padella dal fuoco e aggiungi il formaggio feta sbriciolato fino a incorporarlo.

6. Usa un coltello affilato per creare una fetta orizzontale lungo il lato di ciascun petto di pollo, formando una tasca.

7. Farcire ogni petto di pollo con il composto di spinaci e feta, quindi condire l'esterno con sale e pepe.

8. Disporre i petti di pollo ripieni in una teglia rivestita con carta da forno o foglio di alluminio.

9. Cuocere nel forno preriscaldato per 25-30 minuti, o fino a quando il pollo sarà cotto e non sarà più rosa al centro.

10. Servire i petti di pollo ripieni di spinaci e feta caldi come piatto principale gustoso e soddisfacente.

15. Curry di verdure e lenticchie

Ingredienti:
- 1 tazza di lenticchie secche, lavate
- 1 cipolla tagliata a dadini

- 2 spicchi d'aglio, tritati

- 1 cucchiaio di zenzero grattugiato

- 1 peperone, tagliato a dadini

- 1 zucchina, tagliata a cubetti

- 1 carota, a dadini

- 1 lattina (14 once) di latte di cocco

- 2 cucchiaini di pasta di curry rosso

- 1 cucchiaio di olio d'oliva

- Sale e pepe a piacere

- Riso cotto per servire

Istruzioni:

1. In una pentola capiente, scaldare l'olio d'oliva a fuoco medio.

2. Aggiungi la cipolla tagliata a dadini, l'aglio tritato e lo zenzero grattugiato nella pentola e scalda finché non si ammorbidisce, circa 5 minuti.

3. Aggiungi i peperoni tagliati a dadini, le zucchine e la carota e fai sobbollire per altri 2-3 minuti.

4. Aggiungi nella pentola le lenticchie lavate, il latte di cocco, la pasta di curry rosso, il sale e il pepe, insieme a 2 tazze d'acqua.

5. Portare a ebollizione il curry, quindi abbassare la fiamma al minimo e cuocere a fuoco lento per 20-25 minuti, o fino a quando le lenticchie saranno morbide e le verdure saranno cotte.

6. Aggiustare il condimento a piacere e servire il riso stracotto caldo con verdure e lenticchie al curry.

16. Insalata di tonno e fagioli bianchi

Ingredienti:

- 2 scatolette (5 once ciascuna) di tonno, sgocciolate
- 1 lattina (15 once) di fagioli bianchi, scolati e sciacquati
- 1 cetriolo, tagliato a dadini
- 1 peperone, tagliato a dadini
- 1/4 cipolla rossa, affettata sottilmente
- 2 cucchiai di olio d'oliva
- 1 cucchiaio di succo di limone
- 1 cucchiaino di senape di Digione
- Sale e pepe a piacere

Istruzioni:

1. In una ciotola capiente, aggiungere il tonno sgocciolato, i fagioli bianchi, il cetriolo tritato, il peperone a dadini e la cipolla rossa affettata sottilmente.

2. In una ciotola separata, sbatti insieme l'olio d'oliva, il succo di limone, la senape di Digione, il sale e il pepe per preparare il condimento.

3. Versare il condimento sul composto di tonno e fagioli bianchi nella ciotola grande e mescolare per ricoprirlo uniformemente.

4. Aggiustare il condimento a piacere e servire l'insalata di tonno e fagioli bianchi refrigerata o a temperatura ambiente.

17. Melanzane e pomodori al forno

Ingredienti:
- 1 melanzana grande, tagliata
- 2 pomodori, tagliati
- 1/4 tazza di parmigiano grattugiato

- 2 cucchiai di olio d'oliva

- 2 spicchi d'aglio, tritati

- 1 cucchiaino di basilico essiccato

- Sale e pepe a piacere

Istruzioni:

1. Preriscaldare il forno a 200°C (400°F).

2. Disporre le melanzane a fette e le fette di pomodoro in un unico strato in una pirofila.

3. In una piccola ciotola, unire insieme l'olio d'oliva, l'aglio tritato, il basilico essiccato, sale e pepe.

4. Irrorare la miscela di olio d'oliva sulle melanzane e sui pomodori, coprendoli uniformemente.

5. Cospargete la superficie con il parmigiano grattugiato.

6. Cuocere nel forno preriscaldato per 25-30 minuti, o fino a quando le melanzane saranno morbide e il formaggio sarà dorato.

7. Servite lo sformato di melanzane e pomodori ben caldo come gustoso contorno o secondo piatto leggero.

18. Ciotola di quinoa con pollo e verdure

Ingredienti:
- 2 petti di pollo disossati e senza pelle
- 1 tazza di quinoa, lavata
- 1 zucchina, tagliata a cubetti
- 1 peperone, tagliato a dadini
- 1/4 tazza di cipolla rossa tritata
- 2 cucchiai di olio d'oliva
- 1 cucchiaino di condimento italiano secco
- Sale e pepe a piacere

Istruzioni:
1. Preriscaldare il forno a 190°C (375°F).
2. Disporre i petti di pollo su una teglia rivestita con carta da forno o foglio di alluminio.
3. Irrorare i petti di pollo con olio d'oliva e cospargere con condimento italiano essiccato, sale e pepe.
4. Cuocere nel forno preriscaldato per 25-30 minuti, o fino a quando il pollo sarà cotto e non sarà più rosa al centro.

5. Mentre il pollo cuoce, cuoci la quinoa secondo le istruzioni sulla confezione.

6. In una padella, scaldare l'olio d'oliva a fuoco medio.

7. Aggiungi le zucchine a dadini, i peperoni e la cipolla rossa nella padella e cuoci finché non si ammorbidiscono, circa 5 minuti.

8. Per assemblare le ciotole di quinoa, dividere la quinoa cotta nelle ciotole da portata e guarnire con le verdure cotte e i petti di pollo a fette.

9. Servire le ciotole di quinoa con pollo e verdure calde come pasto nutriente e soddisfacente.

19. Hash di tacchino e patate dolci

Ingredienti:
- 1 libbra di tacchino macinato
- 2 patate dolci, sbucciate e tagliate a cubetti
- 1 cipolla tagliata a dadini
- 2 spicchi d'aglio, tritati
- 1 cucchiaino di paprika affumicata
- 1/2 cucchiaino di cumino macinato

- Sale e pepe a piacere

- Prezzemolo fresco per guarnire

Istruzioni:

1. In una padella capiente, cuocere il tacchino macinato a fuoco medio finché non sarà dorato e ben cotto, spezzettandolo con un cucchiaio durante la cottura.

2. Aggiungere la cipolla tagliata a dadini e l'aglio tritato nella padella e cuocere fino a quando ammorbidito, circa 5 minuti.

3. Aggiungi le patate dolci a dadini, la paprika affumicata, il cumino macinato, il sale e il pepe.

4. Copri la padella e cuoci per 10-15 minuti, mescolando di tanto in tanto, fino a quando le patate dolci saranno tenere.

5. Aggiustare il condimento a piacere e guarnire con prezzemolo fresco prima di servire.

6. Servi l'hashish di tacchino e patate dolci caldo come colazione abbondante e saporita o come opzione per il brunch.

20. Parfait allo yogurt greco e frutti di bosco

Ingredienti:
- 1 tazza di yogurt greco
- 1 tazza di frutti di bosco misti (fragole, mirtilli, lamponi)
- 1/4 tazza di muesli
- 1 cucchiaio di miele (facoltativo)

Istruzioni:
1. In un bicchiere o in una ciotola, metti a strati lo yogurt greco, i frutti di bosco e la granola.

2. Se lo si desidera, condire con miele per aggiungere dolcezza.

3. Ripetere gli strati fino a riempire il bicchiere o la ciotola.

4. Servi subito il semifreddo allo yogurt greco e ai frutti di bosco come colazione o spuntino rinfrescante e nutriente.